BEI GRIN MACHT SICH IHR WISSEN BEZAHLT

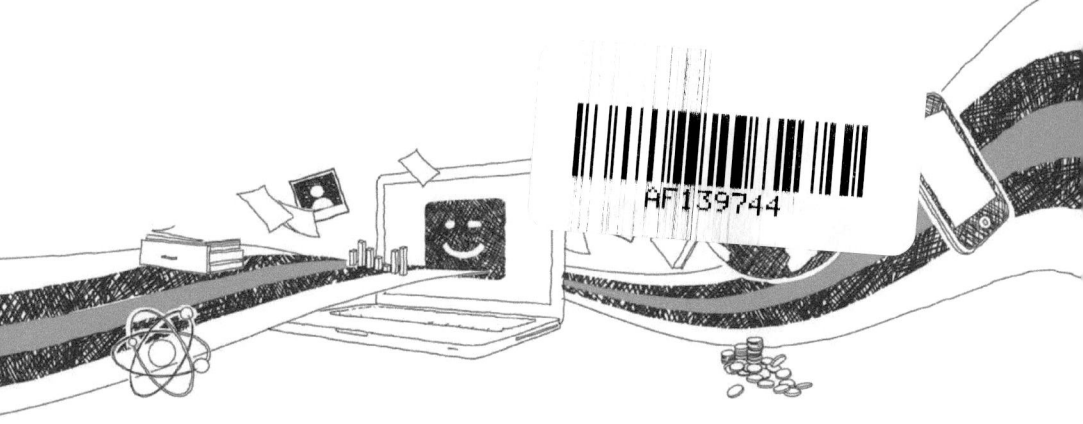

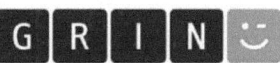

Bibliografische Information der Deutschen Nationalbibliothek:

Die Deutsche Bibliothek verzeichnet diese Publikation in der Deutschen National-
bibliografie; detaillierte bibliografische Daten sind im Internet über http://dnb.d-
nb.de/ abrufbar.

Impressum:

Copyright © 2016 GRIN Verlag, Open Publishing GmbH
Druck und Bindung: Books on Demand GmbH, Norderstedt Germany
ISBN: 9783668512757

Dieses Buch bei GRIN:

http://www.grin.com/de/e-book/371436/welche-relevanz-haben-pflegetheorien-in-
der-praxis-beduerfnismodelle

Ann-Christin Plach

Welche Relevanz haben Pflegetheorien in der Praxis? Bedürfnismodelle, Interaktionsmodelle und Plegeergebnismodelle

GRIN Verlag

GRIN - Your knowledge has value

Der GRIN Verlag publiziert seit 1998 wissenschaftliche Arbeiten von Studenten, Hochschullehrern und anderen Akademikern als eBook und gedrucktes Buch. Die Verlagswebsite www.grin.com ist die ideale Plattform zur Veröffentlichung von Hausarbeiten, Abschlussarbeiten, wissenschaftlichen Aufsätzen, Dissertationen und Fachbüchern.

Besuchen Sie uns im Internet:

http://www.grin.com/

http://www.facebook.com/grincom

http://www.twitter.com/grin_com

Fachhochschule Bielefeld
Fachbereich Wirtschaft und Gesundheit
Lehreinheit Pflege und Gesundheit

H A U S A R B E I T

im Rahmen der Lehrveranstaltung

Modul 1.6 Pflegewissenschaft entwickeln

Welche Relevanz haben Pflegetheorien
in der Pflegepraxis?

Ann-Christin Plach

Wintersemester 2015/2016

Datum der Abgabe: 22.02.2016

Abstract

Die vorliegende Arbeit zeigt Pflegetheorien die ab den 1950er Jahren in den USA entstanden sind auf und erläutert deren Inhalt und Entwicklung.

Es wurde eine Literaturrecherche in den Datenbanken Carelit, Cinahl und Pubmed und mittels der Suchmaschine Google Scholar durchgeführt. Per Handsuche wurde in den Bibliotheken der Fachhochschule Bielefeld recherchiert. Die Literaturrecherche wurde auf deutschsprachige und englischsprachige Literatur begrenzt.

Es wurden folgende Pflegetheorien identifiziert: Lebensaktivitäten, Selbstpflegetheorie, therapeutische Beziehung, subjektive Lebenswelt, Interaktionsprozess, Alltagserfahrung- und theorie, Interpersonale Aspekte der Pflege, Allgemeines Systemmodell, Erhaltungsprinzipien in der Pflege, Adaptionsmodell und Verhaltenssystemmodell. Die globalen Pflegetheorien stehen wegen ihres Abstraktionsgrades und ihrer Allgemeinheit in starker Kritik. Die Umsetzung der Pflegetheorien in der Pflegepraxis wird durch Personalabbau, Leistungsverdichtung und kürzere Verweildauer der Patienten erschwert. Die Notwendigkeit einer theoretisch fundierten Pflegepraxis steht allerdings nicht in Frage.

Inhaltsverzeichnis

1. Einleitung

Die Pflegewissenschaft ist eine junge wissenschaftliche Disziplin, die sich vor mehr als 90 Jahren in den Vereinigten Staaten und später in Großbritannien und skandinavischen Ländern entwickelte. In Deutschland lässt sich mittlerweile auf fast zwei Jahrzehnte Existenz der Pflegewissenschaft schauen. Die Verankerung von Pflegewissenschaft an deutschen Fachhochschulen und Universitäten hat Mitte der 1990er Jahre begonnen (vgl. Robert Koch-Institut 2004, S. 42; Schaeffer & Wingenfeld, 2011, S.9f). Heute existieren in Deutschland etwa 50 Pflegestudiengänge (vgl. Schaeffer, 2002, S. 73). Die Etablierung von Pflegewissenschaft in Deutschland wurde durch den demografischen und epidemiologischen Wandel und den sich daraus bildenden neuen Anforderungen in allen Bereichen des Gesundheitswesens befördert (vgl. Schaeffer & Wingenfeld, 2011, S.9). Die Pflegewissenschaft richtet sich an der professionellen Lösung praktischer Aufgaben aus. Somit ist diese Disziplin eine Praxisdisziplin (vgl. Robert Koch-Institut 2004, S.42). Für die Pflegewissenschaft gibt es verschiedene Definitionen. Pflegewissenschaft als Fürsorgewissenschaft, mit allen Aspekten und Ausprägungen der Fürsorge. Als humanistische Wissenschaft und somit als die Wissenschaft von der menschlichen Erfahrung von Gesundheit und Krankheit. Als Systematik überprüfter pflegerischer Erkenntnisse, damit pflegerisches Erfahrungswissen begrifflich erfasst, geordnet, überprüft und weitergegeben werden kann und als Praxis- und Handlungswissenschaft (vgl. Brandenburg & Dorschner, 2008, S. 48f).

Nach Meleis (1999, S. 73ff) gilt die Pflege in der Pflegewissenschaft als ein komplexer Erlebens- und Handlungsbereich, der theoretische Zugänge erforderlich macht. Theoretische Annahmen empirisch zu überprüfen wird als notwendig anerkannt. Die Abgrenzung zu verwandten Wissenschaftsbereichen und die Eigenständigkeit der pflegerischen Disziplin sind betont.

Aufgaben der Pflegewissenschaft sind Theorieentwicklung, Methodenentwicklung, empirische Pflegeforschung, Praxiserprobung- und umsetzung sowie die Wissensvermittlung (vgl. Brandenburg & Dorschner, 2008, S. 51). Allgemeine Parameter einer Wissenschaft werden von einem Metaparadigma umschrieben und damit eine grundlegende Arbeitsgrundlage geboten. Das Metaparadigma grenzt in seiner Funktion die wissenschaftlichen Aufgaben einer Disziplin ein. Somit muss das Metaparadigma einen Geltungsbereich benennen der sich von anderen Disziplinen grundlegend unterscheidet, alle relevanten Phänomene umfassen, perspektivneutral sein und eine internationale Gültigkeit besitzen. Die in der Krankenpflege relevanten Phänomene sind Person, Umwelt, Gesundheit und Pflege. Diese vier Begriffe, die mit dem Metaparadigma verbunden sind, werden als zentrale Begriffe der Pflege angesehen (vgl. Fawcett, 1998, S. 16ff). Demnach muss eine Pflegetheorie Aussagen über das zugrunde liegende Menschenbild, den Gesundheitsbegriff, die Aufgaben der Pflege und die Bedeutung der sozialen Bezüge beinhalten (vgl. Steppe, 2000, S. 92). Die professionelle Pflege ist in komplexen und sehr verschiedenen Tätigkeitsbereichen anzutreffen (vgl. Robert Koch-Institut, S.42). Pflege ist eine Disziplin und Profession zugleich. Die Pflegedisziplin und Pflegeprofession sind in der Pflegepraxis untrennbar. Die Profession generiert das Wissen wodurch die Pflegepraxis geprägt wird. Erfahrungen aus der Praxis geben eine Orientierung für die Entwicklung theoretischen Wissens. Die Disziplin Pflege bildet eine Wissensbasis für die Praxis und entwickelt das Verständnis der theoretischen oder wissenschaftlichen Grundlage für die Pflegepraxis weiter (vgl. Taylor & Renpenning, 2013, S.7f).

Das Ziel der Professionellen Pflege ist es, innerhalb des Prozesses der zwischenmenschlichen Zuwendung, Handlungen innerhalb der Harmonie von Körper, Seele und Geist die Selbstheilungskräfte und die Selbsthilfe des Patienten zu aktivieren. Die professionell Pflegenden gehen aktiv auf den Patienten und seine Empfindungen ein. Das bedeutet, dass der Mensch in seiner Ganzheit wahrgenommen wird. Der Mensch wird nicht auf seine Erkrankung oder Verletzung reduziert, sondern mit Menschlichkeit und Würde wahrgenommen (vgl. Watson 1996, S. 67f).

Neben der Pflegeforschung gehören zu der Pflegewissenschaft die Pflegetheorien. Durch einen hohen Bedarf an pflegewissenschaftlicher Theoriebildung kam es in Deutschland Ende der 1990er Jahre zu einer breiten Hinwendung zu den amerikanischen Pflegetheorien (vgl. Stemmer, 2004, S. 130).

Mit den Schriften von Florence Nightingale begann um die Jahrhundertwende die Auseinandersetzung mit Pflegetheorien. Florence Nightingale verstand die Pflege unterstützend als helfende Hand der natürlichen Heilung. Pflegehandlungen können auf die Umgebung Einfluss nehmen. Pflege wurde mit Gesundheit und der Sorge für die Umwelt in Verbindung gebracht (vgl. Schaeffer, Moers, Steppe & Meleis, 2008, S. 17).

Abgesehen von Nightingales ersten Ansätzen begann die Theorieentwicklung in der Pflege etwa ab 1950 in den USA. Es wurde ein Bezugsrahmen entwickelt der pflegerelevantes Wissen identifiziert und strukturiert. Die entwickelten Theorien aus der Zeit von 1950 bis zu Beginn der 1980er Jahre postulieren normativ ein Ideal pflegerischen Handelns (vgl. Stemmer, 2003, S.51f).

Die Theorie drückt Pflegephänomene aus, sagt sie vorher und erklärt und beschreibt diese. Pflegetheorien reflektieren Aspekte der Realität, enthalten Grundannahmen und sind vorläufig und dynamisch (vgl. Schaeffer et al., 2008, S. 28). Diese Theorien sind formalisierte Darstellungen, damit die persönlichen Vorstellungen und Bilder von Pflegekräften verstanden werden können, wodurch sich die Kommunikation der Pflegekräfte verbessert (vgl. Fawcett, 1988, S. 16).

Meleis (1999, S.43) definiert Pflegetheorie als „Konzeptualisierung einiger Aspekte der Pflegerealität, die mit dem Ziel zusammengestellt werden, um damit Phänomene zu beschreiben, Beziehungen zwischen Phänomenen zu erklären, Folgen vorherzusagen oder Pflegehandlungen vorzuschreiben."

Dadurch, dass die Theorieentwicklung einen bedeutsamen Fortschritt für die Pflegewissenschaft darstellt, stellt sich die Fragestellung „Welche Relevanz haben Pflegetheorien in der Pflegepraxis?"

2. Methode und Material

Für die Beantwortung der Fragestellung wurde anhand einer Literaturrecherche mit anschließender Analyse vorgenommen. Die Literaturrecherche wurde in gesundheitswissenschaftlichen Datenbanken Carelit, Cinahl und Pubmed durchgeführt. Die Suchmaschine Google Scholar wurde ebenfalls verwendet.

Suchbegriffen waren unter anderem „Pflegetheorie in der Pflegepraxis", „Pflegetheorien", Pflegetheorien UND Pflegewissenschaft", „Theorientwicklung UND Pflege, „Modelle in der Pflege", „nursing theory", „theory development nursing".

Literaturrecherche per Handsuche wurde in den Bibliotheken der Fachhochschule Bielefeld durchgeführt. In die vorliegende Arbeit sind überwiegend Ergebnisse aus der Recherche per Handsuche eingeflossen. Neben der deutschsprachigen Literatur wurde auch englischsprachige Literatur berücksichtigt.

Die Suchergebnisse wurden nach Formalen Kriterien, wie Herkunft der Quelle, Autor oder Herausgeber und Datum der Publizierung oder Erstellung sowie Inhaltlichen Kriterien bewertet

3. Ergebnisse

Im folgen Ergebnisteil wird die Einteilung der Theorien genannt und die einzelnen Theorien kurz erläutert. Die Einteilung in Bedürfnismodelle, Interaktionsmodelle und Pflegeergebnismodelle von Meleis wurde mehrfach auf deutsch publiziert und ist hierzulande die wohl bekannteste Einteilung (vgl. Steppe 1989, S. 255f).

Die Pflegetheorien werden nach ganz unterschiedlichen Ordnungskriterien der Systematisierung in die Pflegewissenschaft eingeordnet. Ordnungskriterien sind theoretisches Niveau, Bezüge zu anderen Wissenschaften, unterschiedliche Zugänge zum Gegenstandsbereich Pflege und Charakterisierung des Patienten als Pflegeempfänger (vgl. Steppe, 2000, S. 94).

3.1 Bedürfnismodelle

Der Gegenstandsbereich der Pflege wird in den Bedürfnismodellen als Hilfe bei der Behebung von Defiziten, der Lösung von Problemen oder der Erfüllung von Bedürfnissen definiert (vgl. Steppe, 2000, S. 94). Die Leitfrage nach Meileis (1999) zu den Bedürfnismodellen ist „Was tun Krankenschwestern?".

3.1.1 Lebensaktivitäten (Virginia Henderson 1955 und 1966)

Anfang der 1930er Jahre legte Henderson die Grundlagen zur Theorieentwicklung in den USA. Henderson definierte die Aufgaben der Pflege auf einer wissenschaftlichen Basis. In den Definitionen wurde die Eigenständigkeit der Pflege deutlich. Durch die weltweite Verbreitung Henderons Definitionen wurde der Beruf der Pflege nachhaltig verändert. Hendersons Überlegungen gingen weg von der medizinischen Therapie hin zu dem spezifischen Gegenstand der Pflege. Henderson sieht den Menschen als ein eigenständig Handelndes Individuum, welches bestimmte Bedürfnisse hat und diese selbständig befriedigen kann. Wenn der Mensch durch Einschränkungen wie Krankheit nicht mehr fähig ist, die eigenen Bedürfnisse selbst zu befriedigen, wird professionelle Pflege benötigt. Durch dieses Modell können, ohne auf Konzepte anderer Wissenschaften zurückzugreifen, wissenschaftliche Erkenntnisse aus der Pflegepraxis generiert und systematisiert werden. Henderson hält eine Verknüpfung mit empirischer Forschung für die Theorieentwicklung für unverzichtbar (vgl. Schaeffer & Wingenfeld, 2011, S. 41f).

3.1.2 Selbstpflegetheorie (Dorotha E. Orem 1971)

Mit der Selbstpflegetheorie, dessen Theorieentwurf Orem Ende der 50er Jahre entwickelte und 1971 publizierte, möchte Orem zur Systematisierung des Pflegehandelns beitragen. Die Selbstpflegedefizit-Theorie ist eine allgemeine Pflegetheorie und besteht aus einer Verbindung von drei Untertheorien. Das macht die Gesamttheorie sehr komplex. Die Untertheorien sind die Theorie der Selbstpflege, die Theorie des Selbstpflegedefizits und die Theorie des Pflegesystems. Orem geht von einer Selbstfürsorgekompetenz des Menschen aus und stellt die Fähigkeit, für sich selbst zu sorgen, in den Mittelpunkt. Für Orem ist die Selbstfürsorge das Leitkriterium der professionellen Pflege. Wenn der Bedarf an Selbstfürsorge die Ressourcen des Menschen und die seiner Bezugspersonen überschreitet, bedarf es an Pflege. Über Art und Umfang der professionellen Pflege entscheidet das Ausmaß des entstandenen Selbstfürsorgedefizites. Zielsetzung der Pflege ist hierbei die Beseitigung des Defizits. Wesentliches Merkmal dieser Theorie ist die Beziehung zwischen der Pflegekraft und des Patienten. Beide werden Ganzheitlich betrachtet. Zur Wahrung und Förderung der Würde des Patienten trägt dieses Merkmal maßgeblich bei. Ziele der Selbstpflegetheorie sind je nach Problem und Bedürfnis verschieden. Die Aufrechterhaltung und Wiedergewinnung des Wohlbefindens und die Förderung und Erhaltung der Gesundheit stehen im Mittelpunkt. Um einen Pflegebedarf festzustellen, wird Orems Konzept des Selbstfürsorgedefizits häufig als Messinstrument verwendet (vgl. Schaeffer et al., 2011, S. 45f, Dennis, 2001, S.24)

3.2 Interaktionsmodelle

Interaktionsmodelle werden von der Pflege unter dem Aspekt der Beziehung zwischen den Pflegenden und den Gepflegten betrachtet (vgl. Steppe, 2000, S. 95). Die Leitfrage nach Meileis (1999) zu den Interaktionsmodellen ist „Wie tun Krankenschwestern das, was sie tun?".

3.2.1 Therapeutische Beziehung (Hildegard E. Peplau 1952)

Im Jahr 1952 veröffentlichte Hildegard Peplau ihr Werk „Interpersonal Relations in Nursing". Dadurch, dass Peplau in der Psychiatrie, in der die Pflege einen höheren Stellenwert als in der somatischen Versorgung hatte, tätig gewesen ist, konnte eine pflegetherapeutische, nicht medizinisch orientierte Konzeptentwicklung stattfinden (vgl. Schaeffer & Wingenfeld, 2011, S. 39f). Somit ist Peplau's Theorie eine Theorie des Zwischenmenschlichen. Im Mittelpunkt steht die Beziehung zwischen der Pflegekraft und dem Patienten. Um die Abläufe in den zwischenmenschlichen Beziehungen zu verstehen, wurden

Faktoren die in der Pflegepraxis mitwirken bestimmt und kritisch überprüft. Durch das beobachten, sammeln, ordnen, analysieren, beschreiben und differenzieren von Phänomenen ist ein Begriffssystem für die Gesprächsführung entstanden (vgl. Peplau, 2009, S. 19f). Pflegehandlungen seien dann hilfreich, wenn sie in einen Lernprozess integriert werden. Dafür muss ein dynamischer Austausch zwischen Patient und Pflegekraft stattfinden. Die Theorie beinhaltet ein Ablaufschema mit verschieden Phasen. In der ersten Phase, die Phase der Orientierung werden jeweilige Sichtweisen und Probleme geklärt. In der zweiten Phase, die Phase der Identifikation nimmt die Pflege eine Ersatzfunktion ein und kompensiert Defizite des Patienten. In der dritten Phase, Phase der Wissensverwendung nimmt der Patient Unterstützungsangebote in Anspruch und wird von der Pflegekraft angeleitet defizitäre Funktionen selbst zu übernehmen. In der letzten Phase, der Phase der Ablösung wird die wiedergewonnene Handlungsfähigkeit erprobt. In dieser Phasenförmigen Pflege-Patient-Beziehung durchläuft der Patient psychisch die Rollen des Kleinkindes, Kindes, Jugendlichen bis hin zum Erwachsenen (vgl. Schaeffer et al. 2008, S. 55).

3.2.2 Subjetive Lebenswelt (Josephine G. Paterson & Loretta T. Zderad 1961)

Paterson und Zderad entwickelten eine Sichtweise um in die Lebenswelt des Patienten Einblick zu nehmen. 1976 veröffentlichten sie ihre Überlegungen unter dem Titel „Humanistic Nursing". Inspiriert wurden sie durch ihren beruflichen Hintergrund in der Psychiatrischen Pflege. Sie betrachteten die Pflege selbst als ein Phänomen. Zur Bestimmung des Pflegehandels greifen sie auf Aspekte aus der Psychologie und Philosophie zurück. Zderad entwickelte ein Konzept der Empathie welches sich im Wesentlichen an der humanistischen Psychologie orientiert (vgl. Schaeffer & Wingenfeld 2011, S. 47, Schaffer et al. 2008, S. 163).

3.2.3 Interaktionsprozess (Ida J. Orlando 1961)

Ida Orlando führte aus der psychiatrischen Pflege stammend von 1954-1959 ein Forschungsprojekt durch und ist somit eine Pflegetheoretikerin die ihre theoretischen Überlegungen aus eigenen Forschungsergebnissen ableitete. Das Forschungsprojekt untersuchte fördernde und hemmende Faktoren einer gelungenen Pflege-Patient-Interaktion im Krankenhaus. Resultierend daraus entstand ein Modell des Pflegehandelns. In dem Modell hat es einen hohen Stellenwert, die Probleme des Patienten gemeinsam zu analysieren um effektive Pflegeergebnisse zu erzielen. Orlando nennt dies „dynamic nurse-patient relationship". Durch das Modell von Orlando wurde die Entwicklung des Pflegeprozesses befördert (vgl. Schaeffer & Wingenfeld, 2011, S. 40, Schaeffer et al. 2008, S. 267).

3.2.4 Alltagserfahrung und -theorie (Ernestine Wiedenbach 1964)

Wiedenbach vertritt die These, dass jedes Pflegehandeln theoriegeleitet ist und verfolgt das Ziel, handlungsleitende Theorien sichtbar zu machen. Individuelle Theorien von Pflegekräften, denen es an Allgemeingültigkeit fehlt, sollen reflektiert und benannt werden. Damit jede Pflegekraft ihre Praxis zielorientiert gestalten kann, entwickelte Wiedenbach Anfang der 60er Jahre die Grundlage einer Systematisierung des Pflegehandelns (vgl. Schaffer & Wingenfeld, 2011, S. 41, Schaeffer et al. 20078, S. 71).

3.2.5 Interpersonale Aspekte der Pflege (Joyce Travelbee 1966)

Mit der Intention dem Pflegehandeln professionelle Gestalt zu verleihen und die zwischenmenschliche Beziehung zu fokussieren entstanden theoretische Überlegungen die aus der humanistischen Psychologie hervorgehen. Durch krankheitsbedingte Beeinträchtigungen und den Verlust der körperlichen und psycho-sozialen Integrität ist nach Travelbee keine autonome Lebensbewältigung mehr möglich. Folglich ist der Patient überfordert, diese Anforderungen zu bewältigen. Professionelles Pflegehandeln bedeutet in diesem Modell Beistand, Begleitung und Beratung. Während des Krankheitsgeschehens wird der Patient unterstützt und seine Versorgung gestaltet. Um systematisches Pflegehandeln zu erreichen, wird ein methodisches Vorgehen vorgeschlagen. Dieses Vorgehen findet als Pflegeprozess internationale Verbreitung (vgl. Schaeffer & Wingenfeld 2011, S. 42, Schaeffer et al. 2008, S. 99).

3.2.6 Allgemeines Systemmodell (Imogen King 1971)

Das Ziel von King ist eine Systematisierung der Pflegepraxis. Diese entfaltete Systematisierung ist in der Praxis weit verbreitet und stellt in den USA eine Art Lehrbuchwissen dar. Durch eine theoriegeleitete Differenzierung erweiterte King den Pflegeprozess. Zu den schon bestehenden Schritten des Pflegeprozesses Informationssammlung, Planung, Durchführung und Evaluierung fügte sie gemeinsames erreichen von Zielen mit dem Patienten zu. Durch die Transaktion zwischen Patient und Pflegekraft bekommt der Prozess eine spezifische Dimension (vgl. Schaeffer & Wingenfeld,2011 S.45, Schaeffer et al., 2008, S. 181).

3.3 Pflegeergebnismodelle

Pflegeergebnismodelle wurden aus der Sicht der gewünschten Ergebnisse entwickelt (vgl. Steppe, 2000, S.95). Die Leitfrage nach Meileis (1999) zu den Pflegeergebnismodellen ist „Warum und mit welchem Ergebnis tun Krankenschwestern das, was sie tun?".

3.3.1   Erhaltungsprinzipien der Pflege (Myra E. Levine 1967)

Der theoretische Ansatz von Levine bezieht sich auf eine Person und ihr soziales Handeln. Sie beschreibt den Menschen als ein Wesen, das sich an die Umwelt anpasst. Das Ziel von jedem menschlichen Verhalten ist die Erhaltung des Lebens. So ist das Pflegehandeln für Levin ein Handeln das durch die Umgebung beeinflusst wird und welches beitragen soll, die Anpassungsfähigkeit zu erhalten. Levine ist es gelungen, den Aufgabenbereich der Pflege ohne eine Krankheitsorientierung der Medizin zu beschreiben (vgl. Schaeffer & Wingenfeld 2011, S. 43, Schaeffer et al., 2008, S. 43)

3.3.2   Adaptionsmodell (Callista Roy 1976)

In dem Adaptionsmodell von Roy wird der Mensch als ein bio-psycho-soziales Wesen beschrieben, welcher sich und seine Umwelt fortlaufend verändert. Mensch und Umwelt stehen zueinander in einer Wechselbeziehung. Der Mensch verwendet seine angeborenen oder erworbenen Mechanismen um sich an umweltbedingte Veränderungen anpassen zu können. Es entsteht ein Kontinuum von Gesundheit und Krankheit (vgl. Roy, 1970, S.42f). Der Mensch wird ganzheitlich gesehen und steht aus der Pflegeperspektive im Mittelpunkt. Innerhalb des Modells bedeutet der Begriff adaptiv, dass menschliche Systeme die Fähigkeit besitzen, sich ihrer Umwelt anzupassen und auf die Umwelt einzuwirken. Das menschliche System ist der Ausdruck des menschlichen Verhaltens (vgl. Schaeffer et al. 2008, S. 229).

3.3.3   Verhaltenssystemmodell (Dorothy E. Johnson 1980)

Johnson nach ist es die Aufgabe, den sozialen Auftrag der Pflege auf der Basis einer theoretisch fundierten Einschätzung von pflegebedürftigen Personen zu klären. Damit das explizite Ziel der Pflege und zu welchem Zweck die Aneignung von Wissen dient genannt werden kann (vgl. Fawcett 1998, S. 73f).

Aus der Begründung zweier Wissenschaften, dem Behaviorismus und der Systemtheorie heraus, zielt Pflege aus Sicht von Johnson auf die verhaltensbezogenen Funktionen des Menschen ab. In den Mittelpunkt von pflegerischen Interventionen wird das beobachtbare Verhalten von Menschen gestellt. Durch Anleitung und Beratung greift Pflege aktiv in das Verhalten des Patienten ein. So können unerwünschte Verhaltensweisen beseitigt und erwünschte erzeugt werden (vgl. Schaeffer & Wingenfeld, 2011, S.43, Schaeffer et al. 2008, S. 151).

4. Diskussion und Schlussfolgerung

Durch die Lebensaktivitäten von Virginia Henderson wurde die Eigenständigkeit der Pflege deutlich. Henderson hat einen Rahmen geschaffen, den viele als Orientierung nutzten und ihr Konzept weiter ausarbeiteten. Somit ist sie eine wichtige Protagonistin für die professionelle Pflege.

Nach der Selbstpflegetheorie von Dorothea Orem haben professionell Pflegende die Aufgabe, den therapeutischen Selbstfürsorgebedarf der Pflegebedürftigen zu diagnostizieren und deren Selbstpflegevermögen zu fördern. In dieser Theorie wird die Unterstützung bei der Steigerung der Autonomie der Patienten als Aufgabenbereich der Pflege deutlich. Auch wenn es heute selbstverständlich ist, dass professionelle Pflegekräfte die Ressourcen pflegebedürftiger Personen fördern, muss darauf hingewiesen werden da dem nicht immer so gewesen ist. Durch die Theorie von Orem kann die klinische Pflege sichtbar gemacht und begründet werden. Während in den Bedürfnismodellen die Hilfe bei der Behebung von Defiziten, der Lösung von Problemen oder der Erfüllung von Bedürfnissen im Mittelpunkt stehen, wird die Pflege in den Interaktionsmodellen von Peplau, Paterson & Zderad und Orlando unter dem Aspekt der Beziehung betrachtet. Peplau entwickelte die Theorie der Zwischenmenschlichen Beziehung. In dieser Theorie stehen Patient und Pflegekraft im Mittelpunkt. Der Patient durchläuft während der Interaktion mit der professionellen Pflegekraft in verschiedenen Phasen die Rollen des Kleinkindes, des Kindes, des Jugendlichen bis hin zum Erwachsenen. Dadurch erfährt der Patient innerhalb eines Lernprozesses Anleitung und Beratung um sich selbstständig zu entfalten. Peplau wies darauf hin, dass es die klinische Praxis ist, in der Phänomene in Erscheinung treten. Durch beobachten, sammeln, ordnen, analysieren, beschreiben und differenzieren von Phänomen schuf Peplau ein Begriffssystem für die Gesprächsführung.

Der Theorie von Zderad nach fühlt sich die professionelle Pflegekraft durch Empathie in die Gedanken und Empfindungen einer anderen Person, ihrer Situation und ihrer Bedürfnisse hinein. Durch das Verstehen der Patientensicht kann eine individuelle Betreuung gewährleistet werden. Durch den Einsatz von Empathie verbessert sich nicht nur die Pflegequalität, sondern Pflegekraft und Patient entwickeln sich durch ein wachsendes Verständnis miteinander. Ähnlich wie Henderson vertritt Wiedenbach die These, dass jede Pflegehandlung einer Theorie zugrunde liegt. Mit der Alltagstheorie möchte Wiedenbach jedes Pflegehandeln von Pflegekräften reflektieren und formulieren. Anschluss fand dies bei der Entwicklung des Pflegeprozesses. Nach Travelbee ist das Ziel der Pflege, den Patienten zu helfen den Sinn ihrer Erkrankung zu finden. Damit ist jedoch viel Zeit und Personalaufwand verbunden, zwei Aspekte die meist im Pflegealltag fehlen. Imogen King entwickelte das weit verbreitete Allgemeine Systemmodell um der Pflegepraxis eine Systematisierung zu verleihen. Es entstand ein konzeptueller Bezugsrahmen, um das „Warum" von pflegerischen Handlungen zu erklären. Damit trug King ebenfalls zu der Entwicklung und Erweiterung des Pflegeprozesses bei. Die Erhaltungsprinzipien der Pflege von Levine und das Adaptionsmodell von Roy wurden aus der Sicht des angestrebten Ergebnisses entwickelt. Levine geht davon aus, dass es Ziel jeden Menschlichen Handelns ist, sein Leben zu erhalten. Somit wird das Pflegehandeln der professionellen Pflegekräfte durch die Umgebung beeinflusst und muss sich somit anpassen. In dem Adaptionsmodell von Roy wird der Mensch als ein bio-psycho-soziales Wesen beschrieben. Durch sich immer wieder verändernde Umgebungen an die der Mensch sich anpassen muss, muss er stetig sein bio-psycho-soziales Gleichgewicht ausbalancieren. Das professionelle Pflegehandeln innerhalb des Modells verläuft systematisch und zielstrebig. Dadurch, dass Anpassung an die Umgebung die Gesundheit im positiven beeinflusst, ist es Ziel der Pflege den Patienten in seiner Anpassungsfähigkeit zu fördern. Das Modell des Verhaltenssystems von Johnson soll einen Beitrag zur Beeinflussung von wirksamen Verhaltensabläufen des Patienten leisten. Durch das beeinflussen positiver Verhaltensweisen soll Krankheit vorgebeugt, Kranksein erleichtert und Genesung beschleunigt werden. Aufgabe professioneller Pflegekräfte ist es, durch Anleitung und Beratung aktiv in das Verhalten des Patienten einzugreifen. Für die Pflegepraxis, Ausbildung und Forschung hat das Verhaltenssystemmodell eine klare Richtung vorgegeben und damit sein Nutzen bewiesen. Erprobungen des Modells in der Praxis ergeben, dass daraus resultierende Pflegeentscheidungen- und handlungen von Pflegepersonal und Patienten als angenehm und zufriedenstellend angesehen werden.

Innerhalb dieser Pflegetheorien wurde versucht das gesamte Pflegehandeln aus einer bestimmten theoretischen Perspektive zu erfassen. Die Intention dieser Entwicklungen ist gewesen einen geeigneten Bezugsrahmen der pflegerelevantes Wissen identifiziert und strukturiert zu entwickeln. Die Theoretikerinnen gingen davon aus, dass dieser Bezugsrahmen und eigenes theoretisches Wissen nötig seien, um Pflege definieren zu können. In den vielfältigen theoretischen Ansätzen wird die Komplexität der Pflege und ihrer verschiedenen Tätigkeitsfelder deutlich. In den oben genannten Theorien sind einige Ansätze vorhanden, dessen Integration in die Pflegepraxis wertvoll wäre. Die Umsetzung der Theorien die zur Verbesserung der Pflegequalität beitragen, wird allerdings durch Personalabbau, zunehmend kürzere Verweildauer der Patienten und Leistungsverdichtung erschwert.

Hinzu sind die klassischen Theorien sehr normativ und beschreiben idealtypisches Pflege-handeln weshalb eine Analyse der Praxisprobleme insbesondere aus Patientensicht fehlt. Es wurde schnell deutlich, dass eine unkritische Übernahme der in den USA entstandenen Theorien nach Deutschland, in ein anderes Gesundheitssystem mit anderen beruflichen Traditionen zu Problemen führt. Dadurch rückten die Theorien in den Hintergrund. In der bearbeiteten Literatur ist nur ansatzweise eine Anerkennung der klinischen Relevanz von globalen Theorien im Allgemeinen festzustellen.

An den Pflegetheorien kritisiert wird der Abstraktionsgrad und die Allgemeinheit. Indivi-duelle Einzelfälle können mit den Theorien nicht erfasst werden und kulturelle Aspekte werden nicht berücksichtigt. Durch das ständige in Frage stellen der Nützlichkeit von Pfle-getheorien für die Praxis stellt Schröck (1997) fest, dass die Mehrheit der Pflegetheorien für die Pflegewissenschaft als Praxisdisziplin ungeeignet sind. Nach Kühne-Ponesch (2004) gibt die Theorieentwicklung der Berufsgruppe eine Daseins-berechtigung. Es wird deutlich gemacht, dass sich die Pflege in dem was sie tut von ande-ren Gesundheitsgebieten unterscheidet. Kühne-Ponesch fordert die Integration von Pflege-theorien in die tägliche Pflegepraxis.

Laut Moers & Schaeffer (2006) beschreibt die Mehrheit der Pflegetheorien zwar wie eine fundierte Pflege sein soll, nimmt ihren Ausgangspunkt allerdings nicht bei den Patienten. Demnach wird der Hauptfunktion einer Theorie, nämlich Sachverhalte zu klären zu wenig nachgekommen. Außerdem stellen die Theorien im Wesentlichen die Erfahrungen der Theoretikerinnen dar und beruhen wenig auf Forschungsergebnissen. Um Probleme im Praxisalltag zu lösen, können die Pflegetheorien wenig beitragen. Die Theorieentwicklung entsprach dem damaligen Entwicklungsstand der Pflegepraxis und stellt heute einen be-deutsamen Schritt in der Wissenschaftsentwicklung dar.

Theorien als Ergebnisse wissenschaftlicher Arbeit werden hinsichtlich ihres Abstraktions-niveaus, ihrer Ziele und Paradigmen unterschieden. Diese Differenzierung und die Kritik vor allem hinsichtlich ihrer Praxistauglichkeit müssen mehr Berücksichtigung finden. Dadurch, dass Pflegetheorien erhofftes nicht erfüllen konnten, sind sie in den Hintergrund gerückt. Durch eine neue konkrete Theorieentwicklung unter Berücksichtigung der globa-len Theorien könnten Pflegetheorien eine neue Dynamik und zukunftsgerichtete Dimensi-on gewinnen. Zusammenfassend kann festgehalten werden, dass ein bedeutsamer Einfluss von theoretischen Überlegungen auf die direkte Pflegepraxis beschrieben wird. Die praktische Bedeutung der globalen Theorien im speziellen lässt sich nicht nachlesen, kann aber am Beispiel von Orems Selbstpflegetheorie argumentiert werden. Trotz der Kritik an den allgemeinen Theorien wird die Notwendigkeit an einer theoretisch fundierten Pflegepraxis nicht in Frage gestellt.

Literaturverzeichnis

Brandenburg, H., Dorschner, S. (2008), *Pflegewissenschaft 1. Lehr- und Arbeitsbuch zur Einführung in das wissenschaftliche Denken in der Pflege.* 2., überarbeitete Und erweiterte Auflage. Bern: Hans Huber

Brandenburg, H., Dorschner S. (2015). *Pflegewissenschaft 1. Lehr- und Arbeitsbuch zur Einführung in das wissenschaftliche Denken in der Pflege.* 3., überarbeitete und erweiterte Auflage. Bern: Hogrefe

Dennis, C.M. (2001). *Dorothea Orem. Selbstpflege- und Selbstpflegedefizit-Theorie.* Bern: Hans Huber

Fawcett, J. (1998). *Konzeptuelle Modelle der Pflege im Überblick.* Bern: Hans Huber

Kühne-Ponesch, S. (2004). *Modelle und Theorien in der Pflege.* Stuttgart: UTB

Meleis, A. I. (1999). *Pflegetheorie. Gegenstand, Entwicklung und Perspektiven des theoretischen Denkens in der Pflege.* Bern: Hans Huber

Moers, M., Schaeffer, D. (2006). Pflegetheorien heute: Wie können sie die Praxisentwicklung fördern? *Die Schwester/Der Pfleger. 45. Jg.* 1050-1053

Peplau, H. (2009). *Zwischenmenschliche Beziehungen in der Pflege.* 2. Auflage. Bern: Hans Huber

Robert Koch-Institut (2004). *Schwerpunktbericht der Gesundheitsberichterstattung des Bundes, Pflege.*

Roy, C. (1970). Adaption: A conceptual framework for nursing. *Nursing Outlook, 18. Jg.* (3), 42-45

Schaeffer, D. (2002). Pflegeforschung: aktuelle Entwicklungstendenzen und -herausforderungen. *PfleGe,7. Jg.* (3), 73

Schaeffer, D., Moers, M., Steppe, H., Meleis, A. (2008). *Pflegetheorien, Beispiele aus den USA.* Bern: Hans Huber

Schaeffer, D., Wingenfeld, K. (2011). *Handbuch Pflegewissenschaft.* Weinheim und München: Juventa

Steppe, H. (1989). Pflegetheorien und ihre Bedeutung für die Praxis. *Die Schwester/Der Pfleger, 28. Jg.* (4), 255-262

Steppe, H. (2000). Zur Situierung und Bedeutung von Pflegetheorien in der Pflegewissenschaft. *Pflege, 13,* 91-98

Stemmer, R. (2003). Pflegetheorien und Pflegeklassifikationen. *Pflege & Gesellschaft, 8. Jg.* (2), 51-58

Stemmer, R. (2004). Aktueller Stand und Perspektiven der Pflegewissenschaft. *Pflege & Gesellschaft, 9. Jg.,* (4), 127-132

Schröck, R. (1997). Des Kaisers neue Kleider? Bedeutung der Pflegetheorien für die Entwicklung der Pflegewissenschaft in Deutschland. *Dr. med. Mabuse,22, (*107), 39-45

Taylor, S., Renpenning, K. (2013). *Selbstpflege. Wissenschaft, Pflegetheorie und evidenzbasierte Praxis.* Bern: Hans Huber

Watson, J. (1996). *Pflege. Wissenschaft und menschliche Zuwendung.* Bern: Hans Huber

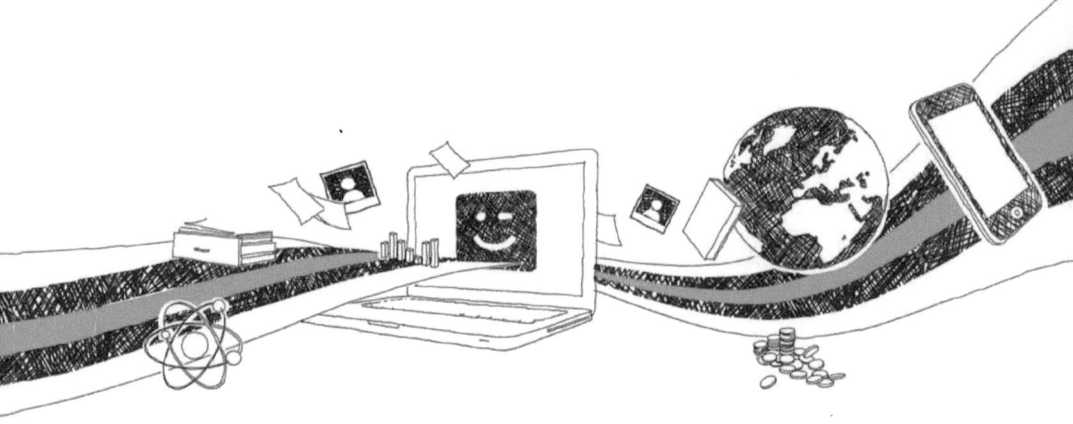
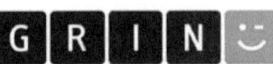